36 Recetas De Comidas Para Gente Que Ha Tenido Pérdida De Apetito:

Comidas Naturales Llenas De Nutrientes Para Ayudarlo A Incrementar El Hambre Y Mejorar El Apetito

Por

Joe Correa CSN

DERECHOS DE AUTOR

Esta publicación está diseñada para proveer información precisa y autoritaria respecto al tema en cuestión. Es vendido con el entendimiento de que ni el autor ni el editor están envueltos en brindar consejo médico. Si éste fuese necesario, consultar con un doctor. Este libro es considerado una guía y no debería ser utilizado en ninguna forma perjudicial para su salud. Consulte con un médico antes de iniciar este plan nutricional para asegurarse que sea correcto para usted.

RECONOCIMIENTOS

Este libro está dedicado a mis amigos y familiares que han tenido una leve o grave enfermedad, para que puedan encontrar una solución y hacer los cambios necesarios en su vida.

36 Recetas De Comidas Para Gente Que Ha Tenido Pérdida De Apetito:

Comidas Naturales Llenas De Nutrientes Para Ayudarlo A Incrementar El Hambre Y Mejorar El Apetito

Por

Joe Correa CSN

CONTENIDOS

ACERCA DEL AUTOR

Luego de años de investigación, honestamente creo en los efectos positivos que una nutrición apropiada puede tener en el cuerpo y la mente. Mi conocimiento y experiencia me han ayudado a vivir más saludablemente a lo largo de los años y los cuales he compartido con familia y amigos. Cuanto más sepa acerca de comer y beber saludable, más pronto querrá cambiar su vida y sus hábitos alimenticios.

La nutrición es una parte clave en el proceso de estar saludable y vivir más, así que empiece ahora. El primer paso es el más importante y el más significativo.

INTRODUCCIÓN

36 Recetas De Comidas Para Gente Que Ha Tenido Pérdida De Apetito: Comidas Naturales Llenas De Nutrientes Para Ayudarlo A Incrementar El Hambre Y Mejorar El Apetito

Por Joe Correa CSN

La pérdida de apetito es un problema muy común y un primer paso y causa para muchas enfermedades. La ingesta insuficiente de nutrientes saludables debilita el sistema inmune, y ese es el momento crítico cuando empezamos a estar expuestos a diferentes bacterias, virus, etc.

La mala nutrición y la falta de actividad física y medicaciones, son las razones más comunes para la pérdida de apetito.

Desde mi propia experiencia, he creado estas recetas deliciosas que me han ayudado a impulsar mi propio apetito y tener una dieta balanceada repleta de nutrientes.

Combinando la buena nutrición con 30 minutos de ejercicio cada día, verá resultados rápido. Este libro ofrece algunas grandes recetas clásicas con trucos simples para hacerlas más atractivas, mientras se mantienen razonablemente simples de preparar.

Un buen truco para incrementar su apetito es tratar de hacer que su comida se vea bien, lo cual hará que sea más tentadora de comer.

Este libro ofrece recetas diferentes para incrementar su apetito y comer con el mismo deleite cada día.

¡Buen apetito!

36 RECETAS DE COMIDAS PARA GENTE QUE HA TENIDO PÉRDIDA DE APETITO: COMIDAS NATURALES LLENAS DE NUTRIENTES PARA AYUDARLO A INCREMENTAR EL HAMBRE Y MEJORAR EL APETITO

1.   Cacerola de Queso Cheddar

Ingredientes:

4 huevos de corral

1 taza de queso cheddar, desmenuzado

1 pimiento, trozado

1 cebolla mediana, rebanada

2 papas grandes, ralladas

½ cucharadita de sal

½ cucharadita de pimienta negra, molida

1 cucharada de aceite de oliva

1 cucharadita de perejil

Preparación:

Precalentar el horno a 370°F.

Calentar el aceite en una sartén grande a fuego medio/alto. Agregar la cebolla y freír por 1 minuto.

Agregar las papas y pimiento. Cocinar por 5 minutos, o hasta que las papas estén crujientes. Revolver constantemente. Remover del fuego y transferir a una fuente de hornear.

Verter los huevos encima y agregar el queso desmenuzado. Reducir el fuego al mínimo y hornear por 20 minutos o hasta que esté listo. Remover del horno y espolvorear con perejil fresco. Dejar reposar.

Servir.

Información nutricional por porción: Kcal: 292, Proteínas: 17.5g, Carbohidratos: 5.8g, Grasas: 1.4g

2.   Batido de Naranja y Arándanos Agrios

Ingredientes:

¼ taza de jugo de naranja

¼ taza de arándanos agrios

½ taza de Yogurt griego

¼ taza de leche desnatada

1 cucharada de semillas de chía

1 cucharadita de menta fresca, picada

Preparación:

Combinar todos los ingredientes en una licuadora. Mezclar bien y transferir a un vaso. Cubrir con menta fresca y refrigerar al menos 1 hora antes de servir.

¡Disfrute!

Información nutricional por porción: Kcal: 326, Proteínas: 13.1g, Carbohidratos: 32.4g, Grasas: 10.6g

3.   Pechugas de Pollo con Harina de maíz

Ingredientes:

2 pechugas de pollo, sin hueso, sin piel, y rebanadas finamente

2 tazas de harina de maíz

2 tomates medianos, trozados

3 dientes de ajo, picados

1 huevo grande

1 cucharadita de mezcla de sazón de vegetales

½ cucharadita de pimienta negra, molida

½ cucharadita de Pimienta cayena, molida

1 cucharada de aceite vegetal

1 cucharada de crema agria

Preparación:

Precalentar el horno a 400°F.

Combinar la harina de maíz, tomate, ajo, pimienta cayena y mezcla de sazón de vegetales en una procesadora. Pulsar hasta que esté suave. Dejar a un lado.

Batir los huevos en un bowl. Sumergir la carne en el huevo y poner en una fuente grande de hornear, previamente engrasada. Verter la mezcla encima y cubrir bien con una cuchara.

Hornear por 20 minutos, o hasta que el pollo esté blando. Remover del fuego y dejar reposar. Cubrir con crema agria para un sabor extra.

Información nutricional por porción: Kcal: 244, Proteínas: 25.3g, Carbohidratos: 22.8g, Grasas: 5.7g

## 4.	Parfait de Durazno y Arándanos

Ingredientes:

1 durazno grande, trozado

½ taza de crema agria

1 taza de arándanos

1 cucharada de miel

1 cucharada de almendras, trozadas finamente

Preparación:

Hacer capas con los ingredientes listados. Repetir hasta llenar los vasos. Rociar con semillas de granada encima.

Refrigerar por 30 minutos antes de servir.

Información nutricional por porción: Kcal: 310, Proteínas: 12.4g, Carbohidratos: 43.2g, Grasas: 7.7g

5.   Arroz y Brócoli Picante

Ingredientes:

2 tazas de arroz blanco, de grano largo

1 libra de brócoli, por la mitad

1 taza de champiñones, trozado s

1/2 taza de crema dulce

1 taza de queso Cottage, rallado

½ cucharadita de sal

2 cucharada de aceite de oliva

½ cucharadita de copos de pimienta roja

Preparación:

Precalentar el horno a 370°F.

Cocinar el arroz usando las instrucciones del paquete. Colar y dejar a un lado.

Combinar los champiñones, crema dulce y una pizca de sal en una procesadora. Pulsar hasta obtener una mezcla cremosa. Dejar a un lado.

Poner el brócoli en agua hirviendo y cocinar por 5 minutos. Remover del fuego y colar bien.

Engrasar una fuente de hornear con aceite. Esparcir el arroz en ella. Agregar el brócoli sobre el arroz.

Añadir la crema de champiñones encima. Hornear por 40 minutos. Remover del horno y cortar en cubos para servir. Rociar con queso y copos de pimienta roja.

Información nutricional por porción: Kcal: 293, Proteínas: 17.4g, Carbohidratos: 42.7g, Grasas: 8.7g

6. Hamburguesas de Pavo Mexicanas

Ingredientes:

1 libra de pavo molido

½ taza de vinagre de sidra de manzana

¼ cucharadita de ajo, picado

¼ cucharadita de comino, molido

1 cucharadita de cilantro fresco, trozado

¼ cucharadita de ají picante, molido

1 cucharada de aceite vegetal

Preparación:

Combinar todos los ingredientes en un bowl grande. Revolver bien para combinar. Formar las hamburguesas usando sus manos.

Calentar el aceite en una sartén a fuego medio/alto. Cocinar las hamburguesas por 10 minutos de cada lado.

Remover del fuego y secar con papel de cocina.

Servir con ensalada de vegetales fresca o yogurt.

Puede frezar la mezcla y usarla más adelante.

Información nutricional por porción: Kcal: 104, Proteínas: 16.8g, Carbohidratos: 41.3g, Grasas: 11.7g

7.   Batido de Remolacha y Arándanos

Ingredientes:

1 remolacha mediana, trozada

¼ taza de arándanos, congelados

¼ taza de yogurt de vainilla

1 cucharadita de jugo de limón

1 cucharadita de ralladura de limón

1 cucharada de miel, cruda

Preparación:

Combinar la remolacha, arándanos, yogurt de vainilla, miel y jugo de limón en una procesadora. Pulsar hasta que esté homogéneo.

Cubrir con ralladura de limón y arándanos para más sabor. Refrigerar 1 hora antes de servir.

Información nutricional por porción: Kcal: 119, Proteínas: 4.2g, Carbohidratos: 14.5g, Grasas: 5.3g

8. Tostada de Mozzarella

Ingredientes:

2 dientes de ajo, picados

2 cucharada de aceite de oliva

1 cucharadita de perejil fresco, trozado finamente

3 onzas de Queso Mozzarella, rebanado

4 rebanadas de pan, tostadas

Preparación:

Poner las rebanadas de pan en la tostadora y dorar. Usando un cepillo de cocina, esparcir el aceite sobre el pan. Hacer una capa fina de queso y espolvorear con una pizca de perejil fresco.

Puede agregar rodajas de tomate u hojas de lechuga, aunque esto es opcional.

Información nutricional por porción: Kcal: 142, Proteínas: 6.3g, Carbohidratos: 6.5g, Grasas: 4.3g

9.   Panqueques de banana

Ingredientes:

1 banana grande, en puré

1 taza de harina común

2 huevos de corral

1 cucharada de miel

1 cucharada de polvo de hornear

1 taza de leche desnatada

2 cucharada de aceite vegetal

Preparación:

Combinar la harina, banana, polvo de hornear y miel en un bowl grande. Revolver bien para combinar.

En un bowl diferente, batir los huevos, leche y 1 cucharada de aceite. Verter la mezcla sobre la harina. Usando una batidora de mano, hacer una masa grumosa.

Calentar 1 cucharada de aceite en una sartén a fuego medio/alto.

Verter ¼ taza de la masa en la sartén y cocinar hasta que dore, de ambos lados.

Repetir el proceso hasta que estén listos.

Servir los panqueques con miel o frutas frescas de su elección.

Información nutricional por porción: Kcal: 235, Proteínas: 7.2g, Carbohidratos: 48.2g, Grasas: 5.3g

10. Sopa de huevos y cebollas verdes

Ingredientes:

4 tazas de caldo vegetal

2 huevo grandes

2 claras de huevo

1 taza de cebollas verdes, trozado

1 dientes de ajo, picada

1 cucharadita de sal

½ cucharadita de pimienta negra, molida

2 papas grandes, peladas y cortadas en trozos del tamaño de un bocado

1 zanahoria mediana, rebanada

1 cucharadita de maicena

1 taza de cebollas verdes

1 cucharadita de perejil trozado finamente

Preparación:

Verter el caldo vegetal en una olla profunda a fuego medio/alto. Hervir y remover del fuego. Dejar a un lado.

En una olla diferente, combinar las papas y zanahorias. Agregar una pizca de sal y cocinar por 10 minutos, o hasta que las papas estén blandas. Remover del fuego y colar bien. Transferir al caldo.

Batir los huevos y claras de huevo y añadirlas a la olla. Agregar las especias restantes y tapar. Reducir el fuego al mínimo y cocinar por 15 minutos.

Información nutricional por porción: Kcal: 325, Proteínas: 21.7g, Carbohidratos: 47.2g, Grasas: 7.3g

11.   Trucha Marinada

Ingredientes:

2 libras de trucha, limpiada

2 papas grandes, peladas y cortadas en gajos

Para la marinada:

3 cucharada de aceite de oliva

3 dientes de ajo, aplastados

1 cucharada de romero fresco, trozado finamente

1 cucharadita de pimienta blanca, aplastada

1 cucharadita de tomillo seco, molido

1 cucharadita de sal

3 hojas de laurel

Preparación:

Combinar los ingredientes de la marinada en una fuente de hornear grande. Dejar a un lado.

Lavar y secar el pescado. Ponerlo en la marinada y cubrir bien. Refrigerar por 1 hora.

Precalentar el horno a 400°F.

Agregar los gajos de papa y hornear por 25 a 30 minutos o hasta que el pescado esté blando. Servir con rodajas de limón.

Información nutricional por porción: Kcal: 279, Proteínas: 24.6g, Carbohidratos: 56.7g, Grasas: 14.8g

12. Ensalada de Pollo Asiática

Ingredientes:

1 libra de pechugas de pollo, pre cocida, cortadas en trozos del tamaño de un bocado

1 taza de cebollas de verdeo, trozadas

1 taza de apio, trozado

½ taza de perejil fresco, trozado finamente

1 cucharadita de cilantro fresco, trozado finamente

2 tazas de Lechuga romana, trozada

Para el aderezo:

1 cucharada de vinagre balsámico

2 cucharada de jugo de naranja

1 cucharadita de sal

1 cucharada de aceite vegetal

1 cucharadita de semillas de sésamo

1 cucharadita de almendra, trozada

¼ cucharadita de pimienta negra, molida

Preparación:

Combinar todos los ingredientes, excepto el pollo, en un bowl grande. Revolver una vez y dejar a un lado.

Combinar los ingredientes del aderezo en un bowl. Revolver bien y dejar a un lado para que los sabores se mezclen, por unos 10 minutos.

Verter el aderezo sobre los vegetales y cubrir con trozos de pollo. Rociar con pimienta para más sabor.

Información nutricional por porción: Kcal: 246, Proteínas: 24.6g, Carbohidratos: 98.7g, Grasas: 10.3g

13.   Filetes de carne vacuna Dulces

Ingredientes:

1 libra de filetes de carne vacuna, sin hueso, rebanados finos

1 naranja, pelada y cortada en gajos

½ limón pequeño, pelado

1 cucharada de mostaza amarilla

1 cucharada de miel

2 cucharada de vinagre balsámico

½ cucharadita de sal

½ cucharadita de pimienta negra, molida

1 cucharada de albahaca, trozada finamente

Preparación:

Precalentar el horno a 400°F.

Combinar la naranja, limón, mostaza, miel y vinagre en una procesadora. Pulsar hasta que esté suave y dejar a un lado.

Poner la carne en una fuente de hornear grande. Verter la mezcla encima y rociar con sal y pimienta.

Hornear por 45 a 50 minutos, o hasta que esté listo. Remover del horno y servir con albahaca fresca.

Información nutricional por porción: Kcal: 121, Proteínas: 16.2g, Carbohidratos: 12.3g, Grasas: 5.6g

14.   Ensalada de Cuscús y Tomate

Ingredientes:

3 tomates grandes, en cubos

1 taza de cuscús

½ taza de Queso Mozzarella, en cubos

2 cucharadas de cebollas de verdeo fresca, trozada finamente

2 cucharadas de aceite de oliva

1 cucharada de jugo de limón

1 diente de ajo, aplastado

¼ cucharadita de pimienta negra, molida

1 cucharadita de albahaca fresca, trozada finamente

1 taza de agua

½ cucharadita de copos de pimienta roja

Preparación:

Combinar los tomates, queso, jugo de limón, cebollas de verdeo, aceite de oliva, ajo, sal y pimienta en un bowl. Tapar y refrigerar. Marinar por 30 minutos para que los sabores se mezclen.

Verter agua en una sartén y hervir. Añadir el cuscús y remover del fuego inmediatamente. Tapar y dejar reposar por 5 minutos. Revolver unas veces.

Combinar la mezcla de tomate y queso con el cuscús colado en un bowl. Añadir la albahaca y revolver bien.

Rociar con copos de pimienta roja para un sabor extra, y servir.

Información nutricional por porción: Kcal: 142, Proteínas: 5.8g, Carbohidratos: 28.4g, Grasas: 6.3g

15.   Carne Ziti

Ingredientes:

1 libra de filete de ternera, trozado en piezas del tamaño de un bocado

2 cebollas pequeñas, rebanadas

1 pimiento grande, trozado

1 calabacín mediano, pelado y en cubos

1 taza de salsa de tomate

½ cucharadita de sal

½ cucharadita de pimienta negra, aplastada

1 cucharadita de perejil fresco, trozado finamente

Preparación:

Precalentar el aceite en una olla a presión a fuego medio/alto. Agregar las cebollas y saltear hasta que trasluzcan.

Añadir los trozos de carne, pimiento y calabacín. Rociar con sal y pimienta a gusto. Revolver bien para combinar.

Sellar la tapa y reducir el fuego al mínimo. Cocinar por 20 minutos, y remover del fuego. Dejar reposar por 15 minutos, y luego destapar.

Mientras tanto, cocinar la pasta Ziti usando las instrucciones del paquete. Colar bien y poner en un plato.

Añadir la carne a la pasta y servir. Cubrir con perejil fresco.

Servir caliente.

Información nutricional por porción: Kcal: 121, Proteínas: 16.2g, Carbohidratos: 12.3g, Grasas: 5.6g

16.   Sopa de Repollo

Ingredientes:

1 libra de repollo, rallado

1 taza de apio, trozado

4 zanahorias medianas, rebanadas

2 dientes de ajo, aplastados

2 tomates grandes, trozados

1 cebolla mediana, trozada

½ cucharadita de sal

1 cucharadita de mezcla de sazón de vegetales

1 taza de caldo vegetal

3 tazas de agua

Preparación:

Combinar los tomates y cebollas en una procesadora hasta que queden suaves.

Mientras tanto, combinar los otros ingredientes en una olla a presión. Agregar la mezcla de tomate y cebolla y revolver bien.

Tapar y cocinar por 4 horas a fuego medio/alto.

Información nutricional por porción: Kcal: 87, Proteínas: 2.4g, Carbohidratos: 17.2g, Grasas: 6.4g

17.   Pimientos Rojos Con Queso de cabra

Ingredientes:

1 taza de Queso de cabra, desmenuzado

2 pimientos grandes, sin semillas y cortados en tiras

2 dientes de ajo, picados

1 cebolla pequeña, rebanada

1 cucharada de aceite de oliva

1 cucharada de miel

1 cucharada de vinagre de sidra de manzana

1 cucharadita de albahaca seca, picada

2 hojas de lechuga, enteras

½ cucharadita de sal

¼ cucharadita de pimienta negra, molida

Preparación:

Precalentar el aceite en una sartén grande a fuego medio/alto. Agregar las cebollas y ajo y freír, revolviendo, hasta que trasluzcan. Agregar los pimientos y cocinar por 10 minutos, o hasta que estén blandos.

Añadir la miel, vinagre, albahaca, sal y pimienta. Cocinar por 5 minutos más, revolviendo ocasionalmente. Remover del fuego y dejar reposar unos minutos.

Poner hojas de lechuga en un plato. Transferir los pimientos y salsa sobre las hojas, y cubrir con queso.

Información nutricional por porción: Kcal: 165, Proteínas: 6.5g, Carbohidratos: 4.8g, Grasas: 14.3g

18.   Batido de Guayaba y Mango

Ingredientes:

1 mango mediano, pelado y trozado

1 guayaba mediana, pelada y trozada

½ taza de Yogurt griego

¼ taza de leche desnatada

1 cucharada de miel

1 cucharada de crema batida

1 cucharadita de cacao, crudo

Preparación:

Combinar el mango, guayaba, yogurt, leche y miel en una procesadora. Pulsar hasta que quede suave. Transferir a vasos y cubrir con crema batida. ¡Rociar con cacao para más sabor!

Información nutricional por porción: Kcal: 115, Proteínas: 4.1g, Carbohidratos: 24.5g, Grasas: 1.2g

19.   Ensalada de Espinaca y Queso Cheddar

Ingredientes:

5 onzas de espinaca bebé, trozada finamente

½ taza de queso cheddar, desmenuzado

1 manzana grande, rallada

Para el aderezo:

1 cucharada de vinagre balsámico

3 cucharada de aceite de oliva extra virgen

1 cucharada de Mostaza de Dijon

1 cucharadita de comino, molida

1 cucharadita de mezcla de sazón de vegetales

1 cucharada de agua

½ cucharadita de sal

½ cucharadita de pimienta negra, molida

Preparación:

Combinar todos los ingredientes del aderezo en un bowl. Revolver bien para combinar y dejar a un lado.

Combinar la espinaca bebé y manzana rallada en un bowl grande. Cubrir con queso. Rociar con la marinada y revolver bien. Dejar reposar unos minutos para que los sabores se mezclen.

Servir inmediatamente.

Información nutricional por porción: Kcal: 420, Proteínas: 8.2g, Carbohidratos: 15.8g, Grasas: 21.6g

20.   Estofado de Quínoa y Chile

Ingredientes:

8 onzas de champiñones, rebanados

1 taza de frijoles, pre cocidos, colados y enjuagados

½ libra de pechugas de pollo, sin piel ni hueso, cortadas en trozos del tamaño de un bocado

1 taza de quínoa, pre cocida

½ taza de queso Cottage, rallado

1 ají picante pequeño, trozado

½ cucharadita de orégano seco, molido

½ cucharadita de comino, molido

1 taza de salsa de tomate

3 tazas de caldo de pollo, sin sal

½ cucharadita de cilantro fresco, trozado finamente

1 taza de agua

Preparación:

Poner los champiñones y agua en una sartén grande a fuego medio/Bajo. Tapar y cocinar por 10 minutos, o hasta que ablanden. Remover del fuego y dejar a un lado.

Combinar los frijoles, orégano, comino y chile en una procesadora. Pulsar hasta que esté suave y transferir a la sartén de los champiñones. Verter el caldo de pollo y añadir los trozos de pollo y salsa de tomate.

Agregar la quínoa y cilantro. Revolver bien para combinar. Tapar y cocinar por 20 minutos. Remover del fuego y añadir el queso. Dejar reposar por unos minutos.

Cubrir con cilantro fresco y servir caliente.

Información nutricional por porción: Kcal: 210, Proteínas: 17.8g, Carbohidratos: 32.4g, Grasas: 5.7g

21.   Ensalada de Pasas de uva y Zanahorias

Ingredientes:

1 taza de pasas de uva, trozadas

5 zanahorias medianas, rebanadas

1 taza de cebollas de verdeo, trozadas

¼ taza de almendras, trozadas

Para el aderezo:

2 cucharada de jugo de limón

2 cucharada de aceite de oliva

½ cucharadita de polvo de curry

1 cucharada de jarabe de arce

Preparación:

Combinar los ingredientes del aderezo en un bowl. Revolver bien y dejar a un lado.

Combinar los ingredientes de la ensalada en un bowl mediano, y rociar con el aderezo. Servir inmediatamente.

Información nutricional por porción: Kcal: 219, Proteínas: 4.7g, Carbohidratos: 27.8g, Grasas: 3.2g

22.   Omelette de Salmon Verde

Ingredientes:

6 huevos de corral

4 onzas de salmón ahumado, sin piel, sin hueso, y en cubos

¼ taza de espárragos, trozado

1 dientes de ajo, aplastado

1 cucharadita de eneldo fresco, picada

1 cebolla pequeña, rebanada

1 cucharadita de jugo de limón

1 cucharada de aceite de oliva

2 cucharada de perejil fresco, trozadas finamente

1 cucharada de leche desnatada

½ cucharadita de sal

¼ cucharadita de pimienta negra, molida

Preparación:

Batir los huevos en un bowl. Agregar la leche, eneldo, perejil, sal y pimienta. Batir bien para combinar y dejar a un lado.

Mientras tanto, calentar el aceite en una sartén grande a fuego medio/alto. Agregar el ajo y cebollas. Freír por 5 minutos, o hasta que trasluzcan. Añadir los espárragos y jugo de limón. Cocinar por 4-5 minutos, revolviendo ocasionalmente.

Agregar la mezcla de huevos y cocinar por 3-4 minutos. Dar vuelta el Omelette. Añadir el salmón y cocinar por 2 minutos más. Remover del fuego y servir caliente.

Información nutricional por porción: Kcal: 169, Proteínas: 12.5g, Carbohidratos: 5.3g, Grasas: 10.3g

23.   Batido de Avena

Ingredientes:

½ taza de avena

½ taza de Yogurt griego

1 cucharada de miel

½ taza de frutillas frescas, por la mitad

1 cucharada de quínoa

Preparación:

Combinar los ingredientes en una licuadora. Pulsar hasta que esté suave y transferir a un vaso. ¡Cubrir con quínoa para tener más nutrientes!

Refrigerar por 30 minutos antes de servir.

Información nutricional por porción: Kcal: 212, Proteínas: 19.8g, Carbohidratos: 33.6g, Grasas: 1.8g

24.   Sopa Negra y Blanca

Ingredientes:

5 onzas de frijoles blancos

5 onzas de frijoles negros

2 cebollas medianas, picada

1 zanahoria mediana, rebanada

4 onzas de Brotes de Bruselas, por la mitad

2 dientes de ajo, trozadas finamente

5 tazas de caldo de pollo, (o caldo vegetal)

½ cucharadita de pimienta negra, molida

½ cucharadita de sal marina

1 cucharada de aceite vegetal

Preparación:

Poner los frijoles y lentejas en una olla grande. Verter suficiente agua para cubrir y hervir a fuego alto. Remover del fuego y dejar reposar en el agua por 1 hora. Colar bien y dejar a un lado.

Mientras tanto, calentar el aceite en una olla profunda a fuego medio/alto. Agregar las cebollas y freír por unos minutos, hasta que trasluzca. Agregar los brotes de Bruselas y zanahoria. Cocinar por 2 minutos, revolviendo ocasionalmente. Añadir 5 tazas de caldo de pollo y los frijoles pre cocidos. Ajustar lo espeso de la sopa con caldo. Agregar una pizca de sal y pimienta a gusto.

Reducir el fuego al mínimo y tapar. Cocinar por 45 minutos. Remover del fuego y dejar reposar un rato.

Rociar con perejil fresco, aunque esto es opcional.

Información nutricional por porción: Kcal: 179, Proteínas: 11.3g, Carbohidratos: 31.7g, Grasas: 15.4g

25.   Gachas de Durazno y Arándanos Calientes

Ingredientes:

½ taza de duraznos secos, trozados

½ taza de arándanos agrios secos, trozados

1 cucharada de linaza

¼ taza de leche desnatada (o leche de coco)

1 cucharada de miel

1 cucharadita de extracto de vainilla

1 cucharadita cacao, crudo

Preparación:

Combinar los duraznos, arándanos agrios y linaza en una olla mediana. Verter agua para cubrir los ingredientes. Hervir y reducir el fuego al mínimo. Agregar leche y cocinar por 2 minutos más. Remover del fuego y añadir la miel y vainilla.

Transferir a un bowl y rociar con cacao para más sabor.

Información nutricional por porción: Kcal: 258, Proteínas: 2.6g, Carbohidratos: 51.4g, Grasas: 10.2g

26.   Hamburguesas de Champiñones Portobello

Ingredientes:

5 onzas Champiñones Portobello

¼ taza de aceite de oliva extra virgen

2 dientes de ajo, aplastado

½ cucharadita de orégano seco, aplastado

1 cucharada de perejil, trozadas finamente

¼ cucharadita de sal marina

¼ cucharadita de pimienta negra recién molida

3 cucharada de mayonesa

2 cucharada de cheddar, rallado

1 cebolla grande, trozadas finamente

Preparación:

En un bowl mediano, batir el aceite de oliva, ajo, orégano, perejil, sal y pimienta. Usando un cepillo de cocina, esparcir la mezcla sobre cada champiñón y dejar reposar por 20 minutos.

En otro bowl, combinar la mayonesa con el queso cheddar y cebolla. Puede agregar más sal, pero es opcional. Usar la mezcla para rellenar cada champiñón.

Precalentar el grill a fuego medio/alto. Poner los champiñones y cocinar por 7 minutos, o hasta que estén ligeramente carbonizados.

Información nutricional por porción: Kcal: 204, Proteínas: 10.5g, Carbohidratos: 12.2g, Grasas: 15.7g

27.   Scaloppini de Pollo en Salsa Cremosa

Ingredientes:

2 mitades de pechuga de pollo, sin hueso ni piel

¼ taza de manteca

1 dientes de ajo, aplastado

1 cucharadita de orégano seco

¼ taza de jugo de lima fresco

1 taza de champiñones, rebanados

½ taza de Queso gorgonzola, trozado

1 taza de crema agria

3 cucharada de Queso parmesano, rallado

½ cucharadita de sal

½ taza de harina común

1 cucharada de miel

½ taza de vino

Preparación:

En un bowl pequeño, combinar la harina con la crema agria, manteca, miel, queso parmesano y gorgonzola. Agregar el jugo de lima fresco y batir bien con una batidora eléctrica al máximo.

Sazonar la pechuga de pollo con sal y orégano. Poner en una olla a presión. Agregar la mezcla cremosa, vino, champiñones y ajo.

Tapar y cocinar a fuego lento por 6-7 horas.

Consejo: Puede reemplazar el vino con jugo de naranja fresco para un sabor dulce.

Información nutricional por porción: Kcal: 273, Proteínas: 45.3g, Carbohidratos: 9.4g, Grasas: 4.8g

28.   Batido de Almendra y Vainilla

Ingredientes:

½ taza de leche de coco

2 huevo grandes

1 cucharada de aceite de coco

1 cucharada de almendras, picadas

1 cucharadita de extracto de vainilla en puré, sin azúcar

½ taza de agua

½ cucharadita de Stevia

Preparación:

Poner los ingredientes en una licuadora y pulsar para combinar. Servir frío.

Información nutricional por porción: Kcal: 498 Proteínas: 31g, Carbohidratos: 5g, Grasas: 40g

29.   Pasta Horneada de Brócoli y Carne

Ingredientes:

14 onzas de carne molida magra

17 onzas de pasta seca

12 onzas de brócoli, rebanado

½ taza pasta de tomate

1 cucharadita orégano seco, molido

½ cucharadita de sal

¼ taza manteca, derretida

1 cucharada de aceite de oliva

½ taza de Queso cheddar, rallado

Preparación:

Combinar la pasta de tomate con orégano y manteca derretida. Revolver bien.

Calentar el aceite de oliva a fuego medio/alto. Agregar la carne molida, sazonar con sal y cocinar hasta que esté marrón, revolviendo constantemente. Remover del fuego.

Poner el brócoli al fondo de una olla a presión. Agregar la pasta seca, carne molida y mezcla de pasta de tomate.

Cubrir y poner al mínimo por 4-6 horas, o hasta que la pasta esté blanda. Remover del fuego y esparcir el queso rallado. Cubrir de nuevo y dejar que el queso derrita.

Servir caliente.

Consejo: Cubrir con crema agria o yogurt griego.

Información nutricional por porción: Kcal: 327, Proteínas: 13.6g, Carbohidratos: 42.5g, Grasas: 12.5g

30.   Gachas de Mango

Ingredientes:

1 mango mediano, trozado

1 ananá mediano, trozado

½ taza de manteca

2 cucharada de copos de coco

2 tazas de galletas, aplastadas

1 cucharadita de miel

Preparación:

Precalentar el horno a 375°F.

Combinar las galletas, miel y copos de coco en un bowl.

Derretir la manteca en una sartén y añadir la mezcla de galletas. Revolver bien para combinar. Dejar a un lado.

Poner el mango y ananá en una fuente de hornear grande. Esparcir la mezcla de galletas encima de las frutas. Poner en el horno y hornear por 25 minutos, o hasta que esté blando. Remover del horno y dejar reposar un rato.

Cubrir con una bola de helado.

Información nutricional por porción: Kcal: 251, Proteínas: 8.4g, Carbohidratos: 42.6g, Grasas: 7.3g

31.   Lomo a la Stroganoff

Ingredientes:

2 libras de carne de guiso

1 onzas de manteca

2 cebollas grandes, trozadas finamente

1 diente de ajo, aplastado

1 taza de champiñones, rebanados

½ taza de Gorgonzola, desmenuzado

1 ½ taza de crema agria

½ cucharadita de sal

½ cucharadita de pimienta negra, molida

¼ taza de agua

3 tazas de arroz, pre cocido

Preparación:

Combinar los ingredientes, excepto la crema agria, en una olla a presión. Cubrir y cocinar a fuego mínimo por 8 horas.

Si pone el fuego al máximo, puede reducir el tiempo de cocción a 5 horas.

Cuando esté listo, añadir la crema agria y servir.

Información nutricional por porción: Kcal: 292, Proteínas: 20.6g, Carbohidratos: 41.2g, Grasas: 6.2g

32.   Palta Cremosa Con Queso

Ingredientes:

1 palta madura

1 tomate grande, trozado finamente

1 cebolla grande, pelada y trozada finamente

2 cucharada de aceite de oliva extra virgen

2 cucharada de pasta de tomate, sin azúcar

¼ taza de queso cheddar, rallado

1 cucharada de jugo de lima fresco

½ cucharadita de sal

1 cucharadita de pimienta cayena

Preparación:

Precalentar el horno a 350°F. Poner papel de hornear sobre una fuente y dejar a un lado.

Cortar la palta por la mitad y remover el carozo. Usando un cuchillo afilado, hacer corte cruzado para que las especias penetren la pulpa de la palta.

En una sartén mediana, calentar el aceite de oliva a fuego medio/alto. Freír la cebolla por 2-3 minutos, o hasta que trasluzca, y agregar el tomate trozado. Continuar cocinando hasta que esté blando. Agregar la pasta de tomate, jugo de lima fresco, sal y pimienta cayena. Revolver y remover del fuego.

Rellenar cada mitad de palta con esta mezcla y cubrir con cheddar. Hornear por 20 minutos.

Información nutricional por porción: Kcal: 410 Proteínas: 1.4g, Carbohidratos: 9.4g, Grasas: 2.6g

33. Batido de Cereza y Espinaca

Ingredientes:

½ taza de cerezas, congeladas o frescas, sin carozo

¼ taza de espinaca, trozada

1 banana mediana, rebanada

½ taza de leche de almendra

1 cucharada de miel

Preparación:

Poner los ingredientes en una licuadora y pulsar para combinar. Servir con cubos de hielo.

Información nutricional por porción: Kcal: 58 Proteínas: 1.4g, Carbohidratos: 9.4g, Grasas: 2.6g

34.   Macarrones de Coliflor con Salsa De Ajo Italiana

Ingredientes:

6 tazas de floretes de coliflor

3 tomates maduros grandes

3 cucharada de aceite de oliva extra virgen

2 dientes de ajo, aplastados

½ cucharadita de orégano seco

¼ cucharadita de sal

¼ taza de jugo de lima fresco

½ taza de harina de coco

1 taza de caldo vegetal

Preparación:

Precalentar el horno a 350 grados.

Poner la coliflor en una olla profunda y añadir suficiente agua para cubrir. Hervir hasta que esté listo. Remover del fuego y colar. Dejar a un lado.

Batir el caldo vegetal con la harina de coco. Dejar a un lado.

Pelar y trozar los tomates. Mantener todo el líquido.

Calentar el aceite de oliva a fuego medio. Añadir el ajo y freír por varios minutos. Agregar los tomates, orégano y sal. Reducir el fuego al mínimo y cocinar hasta que los tomates se hayan ablandado. Agregar el jugo de lima y cocinar por 10 minutos más, revolviendo constantemente. Apagar el fuego, añadir la coliflor y tapar.

Dejar reposar por 10 minutos y transferir a una fuente engrasada. Verter el caldo vegetal encima.

Hornear por 15-20 minutos, o hasta tener un lindo color dorado encima.

Información nutricional por porción: Kcal: 293, Proteínas: 12.5g, Carbohidratos: 9g, Grasas: 3.99g

35.   Batido de Chocolate y Coco

Ingredientes:

1 huevo grande

1 cucharada de aceite de coco

1 cucharadita de semillas de chía

¼ taza leche de coco

½ taza de agua

1 cucharadita de Stevia

1 cucharada de cacao crudo, sin azúcar

½ cucharadita de extracto de vainilla, sin azúcar

Preparación:

Poner los ingredientes en una licuadora y pulsar para combinar. Servir frío

Información nutricional por porción: Kcal: 293, Proteínas: 12.5g, Carbohidratos: 9g, Grasas: 3.99g

36.   Pimientos Rellenos de Pizza Vegetariana

Ingredientes:

3 pimientos verdes grandes

2 tomates grandes, trozados

2 cucharada de salsa de tomate para pizza, sin azúcar

1 cucharadita de orégano seco

½ cucharadita de tomillo

4 onzas Queso Mozzarella, rebanado

3 cucharadas de queso parmesano

1 cucharada perejil, trozado finamente

4 cucharadas de aceite de oliva extra virgen

½ cucharadita de sal

¼ cucharadita de pimienta negra, recién molida

Preparación:

Precalentar el horno a 350 grados. Poner papel de hornear sobre una fuente y dejar a un lado.

Usando un cuchillo afilado, cortar los pimientos por la mitad y remover las semillas. Engrasar cada mitad con aceite de oliva y dejar a un lado.

En un bowl mediano, combinar la mozzarella con tomates, salsa de tomate para pizza, tomillo, orégano, perejil y dos cucharadas de aceite de oliva. Revolver bien y usar la mezcla para rellenar cada mitad de pimiento. Añadir sal y pimienta y cubrir con queso parmesano.

Hornear por 20 minutos.

Información nutricional por porción: Kcal: 205, Proteínas: 11g, Carbohidratos: 5g, Grasas: 12g

OTROS TITULOS DE ESTE AUTOR

70 Recetas De Comidas Efectivas Para Prevenir Y Resolver Sus Problemas De Sobrepeso: Queme Calorías Rápido Usando Dietas Apropiadas y Nutrición Inteligente
Por
Joe Correa CSN

48 Recetas De Comidas Para Eliminar El Acné: ¡El Camino Rápido y Natural Para Reparar Sus Problemas de Acné En 10 Días O Menos!
Por
Joe Correa CSN

41 Recetas De Comidas Para Prevenir el Alzheimer: ¡Reduzca El Riesgo de Contraer La Enfermedad de Alzheimer De Forma Natural!
Por
Joe Correa CSN

70 Recetas De Comidas Efectivas Para El Cáncer De Mama: Prevenga Y Combata El Cáncer De Mama Con una Nutrición Inteligente y Alimentos Poderosos
Por

Joe Correa CSN

www.ingramcontent.com/pod-product-compliance
Lightning Source LLC
Chambersburg PA
CBHW051038030426
42336CB00015B/2941